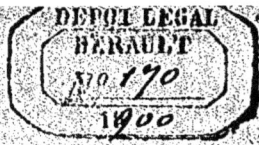

LA PANOPHTALMIE

CHEZ LES DIABÉTIQUES

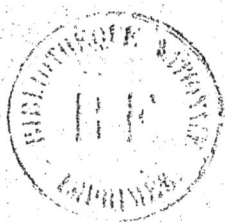

PAR

A. GRÉGOIRE

DOCTEUR EN MÉDECINE

CHARGÉ DES FONCTIONS D'AIDE D'ANATOMIE (ANNÉE 1897)
EXTERNE DES HOPITAUX (CONCOURS 1897)
ANCIEN INTERNE PROVISOIRE DES HOPITAUX (CONCOURS 1899)
BOURSIER DE LA FACULTÉ DE MÉDECINE (CONCOURS 1898 ET 1899)

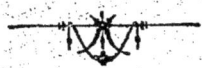

MONTPELLIER

G. FIRMIN ET MONTANE, IMPRIMEURS DE L'UNIVERSITÉ
Rue Ferdinand-Fabre et Quai du Verdanson

1900

LA PANOPHTALMIE

CHEZ LES DIABÉTIQUES

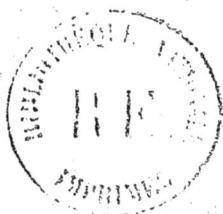

PAR

A. GRÉGOIRE

DOCTEUR EN MÉDECINE

CHARGÉ DES FONCTIONS D'AIDE D'ANATOMIE (ANNÉE 1897)
EXTERNE DES HOPITAUX (CONCOURS 1897)
ANCIEN INTERNE PROVISOIRE DES HOPITAUX (CONCOURS 1899)
BOURSIER DE LA FACULTÉ DE MÉDECINE (CONCOURS 1898 ET 1899)

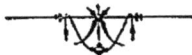

MONTPELLIER

G. FIRMIN ET MONTANE, IMPRIMEURS DE L'UNIVERSITÉ
Rue Ferdinand-Fabre et Quai du Verdanson
—
1900

A MES PARENTS

A MES AMIS

A GRÉGOIRE.

AVANT-PROPOS

En terminant nos études, c'est pour nous un devoir et un plaisir d'adresser tous nos remerciements à nos Maîtres.

Nous garderons toujours vis-à vis de nos professeurs une reconnaissance très vive. Nous remercions M. le professeur Gilis et M. Mourel, professeur-agrégé, dont nous fûmes l'aide-préparateur, des conseils et des leçons qu'ils nous ont prodigués avec tant de science et d'amabilité.

Nous devons aussi toute notre gratitude à MM. les professeurs Mairet et Baumel, ainsi qu'à MM. Brousse et Vires, professeurs-agrégés, qui nous firent comprendre et aimer la médecine pendant que nous étions interne dans leur service.

Nous n'avons garde d'oublier tous nos autres Maîtres et nous les remercions de nous avoir fait profiter de leur savoir et de leur expérience.

Nous prions, enfin, M. le professeur Truc d'agréer nos respectueux sentiments de reconnaissance pour ses leçons si intéressantes et pour nous avoir fait l'honneur d'accepter la présidence de notre thèse.

INTRODUCTION

En juin 1892, M. le professeur Truc faisait observer dans son service, à la clinique ophtalmologique, un cas de panophtalmie survenu à la suite d'une dacryocystite purulente. L'état général de la malade était mauvais, l'examen des urines fut fait. On y trouva du sucre.

En mars-avril 1900, il nous fut donné d'observer à la clinique un deuxième cas de panophtalmie ne différant du premier que par son mode d'apparition ; le phlegmon se serait développé d'une façon spontanée.

Nous avons recherché dans les auteurs si la panophtalmie avait été souvent signalée dans le cours du diabète sucré. Or, nous avons trouvé assez nombreuses les études faites sur toutes les complications oculaires du diabète, mais les observations de panophtalmie sont excessivement rares.

Aussi, ayant pensé qu'il serait assez intéressant d'étudier cette complication et d'en rechercher les rapports avec la maladie générale, nous en avons fait le sujet de notre thèse.

Mais, avant d'aborder l'étude de la panophtalmie elle-même, nous avons cru bon de faire une rapide revue des accidents oculaires du diabète étudiés par les divers auteurs.

Ainsi notre travail se divisera en deux parties :

Dans la première partie, nous signalons les complications oculaires étudiées dans les thèses antérieures ;

Dans la deuxième partie, nous envisageons la panophtalmie diabétique aux points de vue des symptômes et de l'évolution, de l'étiologie et de la pathogénie, du diagnostic, du pronostic et enfin du traitement.

LA PANOPHTALMIE

CHEZ LES DIABÉTIQUES

PREMIÈRE PARTIE

COMPLICATIONS OCULAIRES DU DIABÈTE

Caractères généraux. — Aujourd'hui, nous savons rattacher à des causes constitutionnelles les affections qui apparaissent isolément dans les diverses parties de l'organisme, et qui étaient considérées autrefois comme des faits accidentels. La syphilis, l'albuminurie, la glyco-surie, sont très souvent la cause première de la déchéance de tel ou tel organe. Et s'il est un mauvais état général qui frappe surtout l'œil, c'est assurément la glycosurie. La glycosurie a atteint toutes les parties de cet organe; on a observé des rétinites, des choroïdes, des atrophies optiques, etc... Mais ces différentes affections, consécu-tives à la glycosurie, n'évoluent pas tout comme elles évo-luent quand elles sont essentielles, primitives; elles présentent certains caractères tout spéciaux que Galezousky a observés et signalés.

Tout d'abord, ce qui frappe, c'est une apparition simultanée de lésions sur des organes qui n'ont aucuns rapports de voisinage et qui, de plus, sont de texture bien différente, c'est ainsi que l'on voit une iritis s'accompagner d'une rétinite exsudative. Une paralysie de la IIIme paire évolue avec une apoplexie de la rétine. Fournier nous fait remarquer à ce propos que c'est là un caractère qui peut s'appliquer aussi aux accidents oculaires syphilitiques. Et, en effet, il est facile de s'assurer qu'entre les complications oculaires de ces deux affections, il y a souvent une ressemblance assez frappante pour entraîner la confusion.

Leur deuxième caractère, plus personnel, et qui souvent aide au diagnostic de la glycosurie, c'est leur marche irrégulière. Si on étudie l'évolution d'une kératite, d'une rétinite glycosurique, on sera étonné de l'irrégularité et des altérations spéciales. La kératite présentera l'anesthésie de la cornée ; l'atrophie papillaire ne marchera pas directement vers le but, il y aura des périodes d'aggravations suivies de périodes d'améliorations, et l'alternance de ces époques se fera un certain temps (ce qui n'arrive pas dans l'atrophie ataxique). Une iritis se développera avec iphéma, avec même un épanchement sanguin dans l'épaisseur irienne.

Ainsi donc, voici rapidement énoncés les deux caractères importants qui font des accidents oculaires du diabète sucré des accidents à part.

Nous ne prétendons pas ici envisager d'une façon complète tous les acc lents oculaires du diabète, nous sortirions de notre sujet. Nous voulons simplement indiquer les affections principales signalées jusqu'ici par les auteurs.

Hirschberg divisait ce chapitre en deux parties. Dans une partie, il étudiait :

a). Les troubles sans modifications appréciables dans la structure de yeux ;

Dans la deuxième :

b). Les troubles avec modifications appréciables.

Nous suivrons cette classification :

§ I. — Troubles sans modifications appréciables

Accommodation. — V. Martin cite 3 cas de troubles de l'accommodation se présentant chacun sous une forme différente :

Le 1ᵉʳ cas est une asthénopie accommodative rapide et précoce. C'est souvent un des premiers signes du diabète.

Dans le 2ᵐᵉ cas, il s'agit d'une paralysie complète de l'accommodation.

Pour le 3ᵐᵉ cas, c'était une paralysie accompagnée d'une transformation intime du tissu cristallinien, de sorte qu'il y avait hypermétropie.

Myopie tardive. — Elle se développe vite et surtout chez les vieux diabétiques. Elle marche souvent de pair avec des hémorragies rétiniennes et de l'opacité cristallinienne.

Amblyopie. — Autrefois, on comprenait sous ce nom les lésions profondes de l'œil par lesquelles la vision diminuait. Grâce à l'ophtalmoscope, aujourd'hui, on sépare la rétinite et l'atrophie optique de l'amblyopie.

Cette amblyopie sans lésions est assez rare. En 1858, Desmarres en cite 2 cas, puis Béghie, Lécorché, Seegen, Off, en rapportent quelques observations. Enfin Galezousky, Hirschberg, Anderson (1879-1889), en relatent aussi. Les caractères de cette amblyopie sont résumés par V. Martin :

1° La vision est conservée normale dans les parties périphériques du champ visuel, elle est plus ou moins abolie dans la partie centrale ;

2° Il existe un scotome central pour le rouge et le vert, rarement pour le bleu. Dans certains cas, le scotome affecte une forme annulaire autour de la papille.

La pathogénie de l'amblyopie est assez obscure : De Græffe, Off, Nettlesihp, Moore, l'ont recherchée ; aujourd'hui, on songe à deux causes : ou bien à une névrite rétrobulbaire, ou bien à des lésions du cerveau.

Hémiopie. — On l'observe rarement. Elle affecte tantôt un seul œil, tantôt les deux, elle occupe la moitié interne ou externe de l'œil, elle est homonyme ou croisée. Il faut rattacher cette affection à des lésions encéphaliques situées en arrière du chiasma optique.

Diplopie. — C'est une affection très rare. Elle annoncerait souvent par son apparition des paralysies musculaires ou des accidents rétiniens à pronostic très grave.

On ignore sa pathogénie : peut-être est-elle produite par des lésions du cerveau altérant l'association fonctionnelle des deux hémisphères ?

§ II. — Troubles avec modifications appréciables

Nous les divisons en troubles du globe de l'œil et troubles des annexes.

A. — Globe de l'œil

Conjonctive. — Il est un signe très important parfois au début du diabète, c'est l'ecchymose de la conjonctive bulbaire.

On voit apparaître spontanément, surtout chez les individus d'âge avancé, une tache noirâtre qui envahit bientôt tout le bulbe conjonctival, vient s'étaler autour du limbe cornéen, et là, soulevant la muqueuse, forme chémosis.

Sclérotique. — Quand on est en présence d'une épisclérite chronique ou à rechutes, il faut recourir à l'analyse des urines. Souvent, cette épisclérite est un avant-coureur des signes diabétiques.

Cornée. — C'est en 1876 que Panas, le premier, signala la kératite comme un accident du diabète. Galezousky la décrit sous deux formes : l'ulcère rongeant, et la kératite diffuse superficielle.

L'ulcère rongeant est remarquable par ce fait que, malgré les douleurs péri-orbitaires et la photophobie intense manifestée par le malade, on peut appuyer le doigt sur la cornée sans produire de douleur. Il y a anesthésie complète de cette membrane.

La kératite diffuse superficielle se caractérise par un soulèvement de l'épithélium cornéen en tout semblable à celui du glaucome. Il peut y avoir anesthésie cornéenne, et on aperçoit autour de la cornée des capillaires veineux extrêmement dilatés. A l'éclairage oblique, on distingue les lames cornéennes infiltrées et piquetées; à la périphérie, de petits points noirs.

Cette affection, à première vue, paraît très grave, mais elle guérit bien si le traitement antiglycosurique est appliqué sévèrement et si, localement, on agit par des douches de vapeur et des instillations alternatives d'atropine et d'ésérine.

Cristallin. — L'opacité du cristallin est d'une fréquence assez variable, puisque, à ce propos, les divers auteurs ont fait des statistiques très différentes.

Ainsi, Bouchardat a observé 1 cataracte sur 38 diabétiques, Fauconneau 1 sur 162, et de Græffe 1 sur 4.

C'est entre 25 et 40 ans qu'on l'observe. Lecorché prétendait que c'était un accident du diabète confirmé, mais il s'est présenté des cas où la cataracte ayant évolué, le diagnostic de diabète se faisait après.

A cause de l'âge pendant lequel elle se développe, la cataracte glycosurique est molle ou demi-molle. Les opacités commencent dans les couches corticales postérieures. Pendant longtemps, à l'œil nu, on n'aperçoit rien ; seul, l'éclairage direct du miroir fait voir des stries étoilées. Ces stries, peu à peu, gagnent la partie antérieure et envahissent toute la lentille.

La cataracte à un aspect blanchâtre et se met en contact avec l'iris, qu'elle projette en avant.

Généralement, le malade a un bon fond d'œil ; cependant, il est juste d'ajouter que, dans le cas de cataractes diabétiques anciennes, le repos absolu de la rétine entraîne des traces d'atrophie.

A quelle cause attribue-t-on la cataracte diabétique?

Hasner pensait à l'altération cristallinienne causée par le sucre contenu dans l'humeur aqueuse.

Cohen croyait que la cataracte était due à des dépôts de chaux. Lecorché n'a jamais trouvé ces dépôts dont parle Cohen.

Kund et Conhorn accusent le manque d'eau, résultat de la polyurie. De Græffe a combattu vivement cette théorie.

Les troubles du cristallin seraient entraînés, pour Lohemeyer, par la diminution des liquides et le changement de leur composition.

Nous pouvons, enfin, nous ranger à l'opinion de Lecorché et admettre comme cause de la cataracte : « la détérioration générale de l'économie et par cela même l'appauvrissement et la diminution des liquides nutritifs ».

Et maintenant, doit-on opérer cette cataracte? On répète souvent : évitez les opérations chirurgicales chez les diabétiques, leurs tissus se défendent si mal que les suppurations sont le plus souvent inévitables. Le docteur Galezousky est très optimiste, il affirme n'avoir vu aucun accident chez ses opérés diabétiques et « il me semble, dit-il, qu'aujourd'hui l'opération de la cataracte diabétique ne présente pas plus d'accidents que les autres cataractes ». M. Galezousky a pu n'avoir que des succès, mais si, même chez les sujets normaux, il faut encore craindre des accidents et, par suite, faire tout pour les éviter, à plus forte raison doit-on se tenir en garde chez les diabétiques. C'est pourquoi M. le professeur True, afin de s'assurer le succès, prépare son terrain. Environ huit jours avant l'opération de la cataracte chez un diabétique, il ordonne au malade de prendre tous les matins une cuillerée à café de liqueur de Van Swieten. Ceci a pour but de faire pénétrer l'antiseptique au sein même, dans l'intimité des tissus et, par suite, de les rendre aptes à repousser facilement l'infection. Il va sans dire que la liqueur de Van Swieten pourrait aussi bien être remplacée par des frictions mercurielles péri-orbitaires ou par des injections sous-cutanées de sels solubles.

Iris. — Longtemps on a pensé que l'iritis était un accident rare dans le diabète. Il n'en est rien ; Lebert signale 9 cas d'iritis sur 33 diabétiques atteints d'accidents oculaires.

Cette affection s'annonce avec une inflammation très violente, avec même des poussées glaucomateuses. Elle revêt la forme plastique ou purulente.

Dans l'iritis plastique, la pupille se recouvre de la fausse membrane, puis elle s'en débarrasse peu à peu par le traitement. La marche est rapide.

L'iritis purulente évolue plus lentement, mais est d'un pronostic plus sombre.

Nous signalons l'irido-choroïdite suppurée, que nous étudions dans la deuxième partie.

Rétine. — Les caractères de la rétinite glycosurique ont de grandes analogies avec ceux de la rétinite albuminurique : aussi le diagnostic sortira-t-il souvent de l'examen des urines. Étudions les signes.

A l'ophtalmoscope, au début, si on examine la pupille, elle paraît intacte ; peu de temps après, elle est devenue pâle et s'achemine vers l'atrophie.

Sur la rétine, les altérations s'étalent dans la partie antérieure et postérieure (dans la rétinite albuminurique, les lésions se cantonnent autour de la papille et de la *macula lutea*).

On distingue, parsemés çà et là, des exsudats blanchâtres et des taches hémorrhagiques plus ou moins arrondies, qui forment, selon Follin « un sablé hémorragique ». De plus, un fait particulier à cette rétinite, c'est l'envahissement simultané des deux yeux.

Au point de vue fonctionnel, la vision est altérée d'une façon variable. La *macula* et le nerf optique sont atteints à un degré plus ou moins avancé.

La marche est progressive. Cependant, nous affirmons, avec le professeur Bouchardat, qu'à la suite d'un traitement antidiabétique rigoureux, la rétinite peut régresser, même s'il y a de l'atrophie papillaire.

B. — Annexes

Nous ne voulons parler ici que des muscles extrinsèques de l'œil et de la cavité orbitaire.

Muscles. — Les paralysies des muscles de l'œil furent signalées dans le diabète d'abord par Leber, puis par Galezousky dans son *Traité des maladies des yeux.*

Ces paralysies, sauf celles de la VIᵉ paire, sont assez rares.

Sur 100 malades atteints de la paralysie de la VIᵉ paire, 8 étaient des diabétiques. En revanche, on ne trouve que de rares observations de la paralysie des IIIᵉ et IVᵉ paires. Galezousky, dans le *Recueil d'ophtalmologie* de 1879, en signale une rare observation.

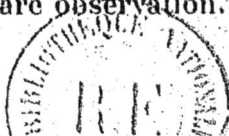

Au point de vue du pronostic de ces paralysies, on reconnaît qu'il est grave si le malade est cachectique, sinon le traitement antiglycosurique triomphe facilement.

Cavité orbitaire. — Lagrange, le premier, a observé l'abcès rétro-oculaire dû au diabète. En voici les signes : Affection à début brutal. Rapidement, exophtalmie considérable. Absence de douleurs locales, malgré la violente inflammation. Absence de réaction fébrile. Sur la cornée, kératite à desquamation épithéliale superficielle. A la ponction, pas de liquide, il y a plutôt un œdème général des tissus qu'une collection purulente.

Le pronostic n'est pas funeste, mais cette inflammation péri-oculaire expose à d'autres accidents beaucoup plus graves.

Telles sont, résumées, les complications oculaires du diabète. Nous voyons que toutes les parties de l'œil peuvent être atteintes successivement. De plus, nous avons vu que l'apparition de ces accidents nous peut faire découvrir parfois un diabète ignoré. C'est qu'en effet, comme nous le disions au début, ces complications évoluent avec des anomalies qui nous font penser non à des affections essentielles, mais symptomatiques d'un état général déchu.

DEUXIÈME PARTIE

PANOPHTALMIE

I. — ETIOLOGIE. — PATHOGÉNIE

La panophtalmie est l'inflammation suppurative des membranes et des milieux de l'œil entraînant la fonte purulente et l'atrophie de cet organe. Elle se développe de deux façons : ou bien elle fait suite à une infection générale, la suppuration se propage par la circulation ; ou bien elle est consécutive à une infection pénétrant par une solution de continuité du globe oculaire. Donc, il faut distinguer une forme secondaire et une forme primitive.

La forme secondaire a été observée dans les maladies infectieuses et à la suite d'opérations septiques pratiquées dans les régions voisines ou lointaines de l'œil. Ce serait pour ainsi dire l'embolie septique à localisation choroïdienne. La forme primitive est due à la propagation directe des germes. Mais, ici, il s'agit de distinguer la panophtalmie primitive précoce de la panophtalmie primitive tardive.

La panophtalmie primitive tardive se déclare après les traumatismes anciens. C'est ainsi qu'un malade opéré depuis un an d'une cataracte peut, à un moment donné, faire de la panophtalmie. C'est que les microbes pyogènes se sont introduits dans la plaie au moment de l'opération. Pour des raisons inconnues, ils sont restés silencieux jusqu'au jour où un traumatisme ou une lésion oculaire les a réveillés et a exalté leur virulence.

La panophtalmie primitive précoce est due à une blessure accidentelle, à un ulcère de la cornée, ou à un traumatisme chirurgical ; les accidents éclatent aussitôt après l'introduction des germes dans l'œil.

Chez les diabétiques, quel est le mode de panophtalmie ? La panophtalmie peut se déclarer subitement et sans cause apparente ; pas de traumatisme, pas de lésions oculaires antérieures, en un mot, l'œil tout à fait sain. D'autres fois, la suppuration se porte sur un œil déjà lésé.

Le diabète est une affection générale qui favorise le parasitisme. La présence du sucre dans les téguments les rend un bon terrain de culture pour les microbes. Les germes s'introduisent dans l'organisme par une écorchure, par une éraillure de la peau, puis gagnent la circulation et les tissus et attendent. Si, pour certaines causes, les tissus sont capables de se défendre, les microbes restent dans un état de latence (microbisme latent de Verneuil). Si, à un moment donné, l'organisme est suffisamment affaibli, les microbes se multiplient, luttent avec avantage, après s'être cantonnés dans telle ou telle région. Aussi, à certains moments, voyons-nous apparaître chez le diabétique des anthrax, des phlegmons et, en particulier parfois, le phlegmon de l'œil.

Bien entendu, les germes peuvent s'introduire dans l'œil lui-même et ne se manifestent qu'au moment où l'état général le permet.

Le phlegmon de l'œil peut être aussi primitif précoce. La suppuration est si bien favorisée par le diabète qu'il n'est pas étonnant de voir qu'une simple piqûre ou éraillure épithéliale de la cornée suffise pour faire apparaître une irido-choroïdite purulente.

Les microbes que l'on rencontre dans l'œil en suppuration sont vulgaires, ce sont des staphylocoques, des streptocoques, des pneumocoques.

Il paraîtrait que la panophtalmie diabétique devrait être plus fréquente chez l'homme que chez la femme, en raison même de la plus grande fréquence de la glycosurie chez l'homme. Or, nous avons pu recueillir trois observations et nous constatons qu'il y en a deux de femmes. Nous sommes donc bien tentés de penser que cette complication frappe surtout le sexe féminin.

II. — SYMTPÔMES

Les symptômes de la panophtalmie varient quelque peu suivant que la choroïdite suppurative est de cause interne, spontanée, ou suivant qu'elle est de cause externe, traumatique. Ils varient également suivant que l'on considère l'affection à la période de début, d'état, ou au bout de quelques semaines.

1° *Choroïdite purulente spontanée.* — L'infection éclate brusquement, en général, dans un seul œil. Dès le début, le malade accuse de la douleur, douleur qui, ici, n'atteindra jamais l'intensité de celle que l'on constate dans la panophtalmie de cause externe. Localisée à l'œil, elle n'offre pas les irradiations péri-oculaires que nous signalerons dans le second cas.

L'acuité visuelle diminue rapidement ; les paupières gonflées, œdématiées, deviennent luisantes, tendues.

La conjonctive palpébrale est fortement hyperhémiée, largement injectée.

Un symptôme important, symptôme de début, qui permet de poser un diagnostic certain d'infection intraoculaire, c'est le chémosis, ou œdème inflammatoire de la conjonctive bulbaire. Celui-ci, plus ou moins accentué, presque toujours excessif dans la panophtalmie, de consistance variable, tantôt dur, tantôt mou, recouvre la cornée, la laissant au fond d'une véritable excavation. L'existence de ce chémosis est un signe certain d'une infection grave et profonde du globe oculaire.

La cornée est mate, diffusément infiltrée, opaque.

Derrière elle, la chambre antérieure est troublée par la présence d'exsudat ou d'un hypopyon plus ou moins considérable ; sur l'iris, on observe les signes d'une inflammation violente : il est décoloré, tuméfié et contracte avec la capsule antérieure du cristallin de fortes adhérences.

Ces symptômes d'une infection générale de l'œil augmentent pendant quelques jours d'intensité. Puis s'établit un temps de rémission, suivi de la fonte purulente de la cornée, de la désorganisation du globe, le tout tendant à l'atrophie de l'organe de la vision.

Cependant, dans les choroïdites suppuratives de cause interne, les symptômes ne présentent pas toujours cette intensité.

Parfois, en effet, et peut-être surtout dans la panophtalmie diabétique, la rougeur conjonctivale est plus marquée, la douleur peu intense, un léger hypopyon se décèle dans la chambre antérieure et l'œil marche et arrive à l'atrophie sans grand fracas, après une suppuration minime.

2° *Choroïdite purulente traumatique*. — On se trouve ici en présence de la véritable panophtalmie, du phlegmon de l'œil. Quel que soit le terrain sur lequel l'accident se produise, les symptômes éclatent avec grand fracas.

Au début, il y a une fièvre intense, parfois accompagnée de vomissements. On a même signalé du délire, des convulsions.

Les douleurs, d'abord peu marquées, augmentent bientôt chaque jour, deviennent lancinantes, gravatives, intolérables ; elles s'accompagnent parfois de photopsies très incommodes.

L'œdème des paupières prend une telle extension qu'on a peine à les écarter.

La conjonctive, vite et largement infiltrée, présente, dès les premières heures, un gros bourrelet chémotique.

La cornée, également infiltrée, est jaune, nébuleuse, et ne laisse subsister aucun degré d'acuité.

La chambre antérieure est remplie d'exsudats ou de pus.

L'iris, terne, décoloré, œdématié, à la pupille atrésiée offre de larges synéchies postérieures.

Le globe oculaire est dur, tendu, très douloureux à la pression, propulsé en avant.

En effet, l'inflammation ne reste pas confinée au globe oculaire ; elle se propage aux tissus situés derrière l'œil, surtout à la capsule de Tenon. Il en résulte une inflammation dont l'œdème consécutif projette en avant le globe oculaire. Cette exophtalmie, par les tiraillements qu'elle

produit sur les filets nerveux, est une nouvelle cause
d'augmentation de la douleur.

Les phénomènes que nous venons d'énumérer se pro-
longent, en gardant toute leur intensité, jusqu'au moment
où l'exsudat purulent se frayant un chemin, va pouvoir
faire issue au dehors.

Le plus souvent, c'est la cornée qui, nécrosée, livre
passage à la masse purulente.

Quelquefois, c'est un point de la sclérotique qui, cédant
à la pression intraoculaire, s'ouvre pour laisser le pus
s'échapper lentement.

Dès que la masse purulente, dès que le bourbillon dû
à la désorganisation des membranes profondes, sont
sortis du globe, les symptômes s'amendent, la douleur
diminue et une accalmie heureuse fait suite aux tourments
des jours précédents.

L'œil devient de plus en plus mou et la rétraction de
ses parois constitue un moignon de volume variable.

La panophtalmie, quel que soit son point de départ, se
termine donc par la phtisie du globe.

OBSERVATIONS

Observation Première

(M. Truc, *Bulletin de la clinique ophtalmologique*, 1891)
Glycosurie. — Panophtalmie.

S... Julie, 41 ans.

Depuis 3 ans, la malade est atteinte d'épiphora; elle a fréquemment des orgelets, et depuis l'hiver dernier, en pressant à l'angle interne des yeux, on fait sourdre du pus des voies lacrymales.

Il y a 8 jours, son œil devient rouge, les paupières s'œdématient rapidement. Cet état oculaire est accompagné d'un état fiévreux qui oblige la malade à s'aliter. Les jours suivants, l'œdème a augmenté ; la vue a disparu rapidement. Douleurs intra-oculaires violentes.

21 août. — OG. Œdème des paupières avec exophtalmie énorme, chémosis volumineux, empêchant tout mouvement du globe. La cornée est sèche, aplatie, insensible. Dacryocystite suppurée ODG. On fait le cathétérisme et le lavage des voies lacrymales ; des compresses froides sont appliquées sur l'œil, la malade n'accuse plus de douleurs, elle est très affaissée, et son état mental paraît laisser beaucoup à désirer, pas de fièvre.

22. — Gonflement des paupières a augmenté.

L'hypopyon apparaît et rapidement envahit la moitié de la chambre antérieure. Les douleurs péri-orbitaires ont reparu.

Une ponction profonde est faite avec le bistouri vers l'angle externe, en dehors du globe, et donne issue à une quantité de pus très épais ; on fait par la plaie des lavages au sublimé et un drain est mis en place.

23. — Le drain n'a pas donné de pus, l'œdème des paupières a augmenté. La cornée est sclérosée ; la chambre antérieure perforée laisse filtrer un pus épais.

24. — OG. Enucléation après chloroformisation. Derrière l'œil, on ne trouve pas une goutte de pus, mais des tissus infiltrés et indurés dans lesquels on fait de profondes scarifications. L'œil énucléé est ouvert, la chambre antérieure est pleine de pus, mais le vitré, les membranes profondes (autant que permet de le juger un examen macroscopique) paraissent intacts.

29. — Les mêmes phénomènes se déclarent dans l'œil droit; rapidement, l'œdème, l'exophtalmie se montrent, la vision est complètement abolie.

30. — La tuméfaction a gagné la joue et le front ; la peau œdématiée forme un épais bourrelet en dessous de l'arcade sourcilière. Compresses glacées, sangsues et scarifications profondes des tissus tuméfiés.

Tn. = 0. La cornée est sèche et a perdu son poli habituel. T. soir = 38°1.

31. — Même état ; T. = 37°.

M. le professeur Truc reprend le service et fait analyser les urines de la malade. On y trouve 24 gr. de sucre par litre ; la quantité recueillie est à peu près de 2.100 gr.

par jour. Pas d'albumine. Diète carnée et extrait thébaïque.

7 septembre.—Le bord ciliaire de la paupière supérieure commence à se nécroser. La cornée est complètement sclérosée. La conjonctive est recouverte d'un exsudat blanchâtre pseudo-membraneux.

8. — La chambre antérieure est ouverte en bas et l'on évacue le pus qu'elle contient. Une ponction faite à l'angle externe dans le tissu de l'orbite n'amène pas de pus.

12. — OD : la gangrène de la paupière supérieure s'arrête, le gonflement des tissus diminue.

OG : les tissus suppurent encore abondamment.

16. — OD : la cornée est nécrosée, évidement de l'œil. Plus de sucre dans les urines.

19. — Sucre en petite quantité.

21. — Pas de sucre dans l'urine.

25. — Les tissus ODG suppurent encore abondamment.

La glycosurie est intermittente.

Le 15 octobre. — La malade sort. Les voies lacrymales, les paupières, suppurent encore. L'état général est très mauvais.

Observation II

(Inédite. — Clinique ophtalmologique, 1900)
Glycosurie. — Panophtalmie

Thérèse T..., âgée de 74 ans.

Le 22 mars 1900, elle entre à la clinique se plaignant de douleurs dans OD.

Il y avait environ trois semaines que, sans cause apparente, il était devenu subitement sensible, puis douloureux et rouge. Peu à peu, la cornée a blanchi et les douleurs se sont accrues.

Examen. — Son état général est mauvais, elle est asthénique. Ses pommettes sont sillonnées de varicosités veineuses. Elle est sourde, elle est alcoolique. Elle se plaint d'une soif intense et a de la gingivite.

Elle urine énormément.

Au point de vue de sa santé antérieure, elle dit avoir eu, il y a trois ans, une éruption considérable de furoncles ; elle eut aussi une phlébite, qui disparut après trois semaines.

Examen O D. — Il est atrophié, la conjonctive injectée, la cornée toute blanche. On ne trouve pas trace d'ulcération. La douleur est provoquée si on presse légèrement le globe, les paupières sont rouges, gonflées.

4 avril. — Evidement de l'œil.

5 avril. — Fièvre. A la base, en arrière du poumon, souffle et râles de broncho-pneumonie.

Analyse des urines. — Sucre, 62 gr. 42.

Le soir même, la famille venait chercher la malade.

Thérèse T... est revenue deux fois pendant le mois de mai.

La vision O G a baissé considérablement. Il y a début de cataracte.

15 juin. — Opacités cristalliniennes s'accroissent. Analyse des urines : sucre, 66 gr. par litre.

Observation III

(Recueillie dans la Thèse de V. Martin, 1891. — Clinique ophtalmologique)
Diabète ancien. — Irido-choroïdite suppurée

L.... Joseph, 48 ans, chef de bureau.

En 1887, le malade se plaignant de polyurie, son médecin lui conseilla de faire analyser ses urines ; on trouva 150 gr. de sucre par litre ; il suivit pendant quelque temps un régime approprié.

Il entre à l'hôpital en juillet 1891 ; il se plaint d'avoir la bouche sèche. L'analyse des urines dénote une réaction acide et 42 gr. de sucre par litre ; en plus, depuis 5 ou 6 mois, eczéma localisé à la face interne des jambes et à la face supérieure des avant-bras et des mains.

Le malade mis à la diète carnée, au lait, à l'iodure de potassium, sort vers la fin de juillet avec 9 gr. de sucre par litre.

Le malade revient à l'hôpital quelques jours après. Il raconte que, depuis 4 jours, son œil est devenu rouge, les paupières sont œdématiées, douleurs violentes péri et intra-orbitaires.

18 août. — Les paupières sont gonflées, les conjonctives rouges, chémosis épais et muqueux entourant la cornée ; la cornée est grisâtre, dépolie et parsemée de petites ulcérations, sa sensibilité paraît fortement diminuée, la chambre antérieure est pleine de pus. En outre, douleurs rhumatismales aux articulations du coude et du genou droit et à l'articulation tibio-tarsienne du même côté.

Diète carnée, lait, iodure de potassium et salicylate de soude. Localement, compresses boriquées.

20 août. — Le malade a rendu 2,200 gr. d'urine avec 50 gr. de sucre par litre.

21 août. — La cornée se nécrose et donne issue à une certaine quantité de pus.

22 août. — On sectionne la cornée pour permettre un écoulement plus large des masses purulentes.

29 août. — L'écoulement purulent a cessé, le moignon est en voie de cicatrisation.

Le malade sort le 13 septembre, avec un moignon indolore.

L'analyse des urines a donné 11 gr. de sucre pour 1,100 gr. d'urines recueillies dans les 24 heures.

L'état général est peu satisfaisant.

III. — DIAGNOSTIC

Le diagnostic de la panophtalmie ne présente pas de grandes difficultés. Cependant, cette affection n'évolue pas toujours strictement suivant le tableau que nous en avons tracé; aussi le phlegmon de l'œil a t-il pu être confondu avec un autre accident oculaire. De plus, nous connaissons l'importance de savoir quelle est la cause de cette inflammation puisque souvent le traitement à suivre découle de cette notion.

Donc, faisons le diagnostic différentiel et le diagnostic étiologique.

a) *Différentiel.* — Quand la marche de la panophtalmie est si lente, si torpide que tout signe extérieur d'inflammation manque, on peut se demander si l'on n'est pas en présence d'un néoplasme. En effet, dans ce cas, l'œil est pâle, l'iris intact, le cristallin limpide. Cependant, comme le vitré refoule le cristallin, la chambre antérieure est rétrécie. A travers la pupille dilatée, on peut voir les exsudats du vitré. Or dans les cas de gliômes rétiniens, cet aspect de l'œil s'observe aussi. Ces panophtalmies ont reçu le nom de pseudo-gliômes. A quel signe se fier pour éviter la confusion ? Au début, dans le vrai gliôme, la tension intraoculaire est normale, puis, peu à peu, elle augmente ; dans le pseudo gliôme, l'hypotonie existe d'emblée. Aussi, lorsque l'affection est très avancée, le diagnostic s'impose puisque le but des deux affections est inverse : le gliôme avance et sort de la sclérotique, le pseudo-gliôme entraîne, au contraire, la rétraction et l'atrophie de l'œil. Aussi, dès que l'on doute, on énuclée : le patient n'y perd rien quand même.

b) *Etiologique.* — Le diagnostic étiologique doit se faire par les commémoratifs, l'examen des urines et de l'état général.

L'histoire du malade nous apprend si un traumatisme a été la cause déterminante de l'affection.

L'analyse des urines nous montre si nous sommes en face d'un diabétique ou d'un albuminurique.

Enfin le malade sort-il d'une maladie infectieuse ou est-il encore en pleine infection générale ?

Aussi, rien n'est plus simple que ce diagnostic, d'ailleurs, le plus souvent, il s'impose d'emblée.

IV. — Pronostic

Le pronostic de la choroïdite purulente est défavorable à plusieurs chefs que nous allons successivement passer en revue.

1° Au point de vue vision : l'acuité visuelle diminue dès les premières atteintes et ne se relève plus. Les désordres graves qui éclatent dès le début ne permettent pas d'enrayer par le traitement la marche vers la destruction de l'organe en tant qu'organe de vision. La désorganisation finale, complète, conséquence de l'affection est pour jamais incompatible avec la vision.

2° Au point de vue esthétique : nous l'avons déjà vu, la choroïdite purulente laisse après elle un moignon qui ne rappelle en rien l'ancien organe. Ce moignon atrophique demande le port d'une pièce prothétique pour redonner à la physionomie son aspect normal. L'existence de ce moignon est, au point de vue esthétique, d'une grande importance, il complète la prothèse. En effet, la cornée une fois nécrosée, il reste encore la portion de la sclérotique ou s'insèrent les muscles, ce qui donne au moignon une grande mobilité. Aussi, l'œil artificiel possède-t-il tous les mouvements de l'œil sain, au lieu d'avoir la fixité des prothèses après énucléation. C'est l'existence de ce moignon que recherche M. le professeur Truc quand, comme nous le verrons au traitement, il pratique l'évidement de l'œil.

On a parlé, il est vrai, de l'influence que ce moignon pourrait avoir, dans un temps plus ou moins éloigné, sur l'œil sain. On pourrait craindre l'ophtalmie sympathique. Ce n'est pas sûr, aussi n'est-ce pas une indication immédiate d'énucléation. Si des phénomènes sympathiques viennent à se produire, on est toujours à temps d'intervenir. D'ailleurs, puisque, en évidant, on a enlevé le corps ciliaire, il est probable que l'ophtalmie sympathique sera évitée.

3° On a signalé des cas de propagation d'inflammation aux organes voisins à la suite de panophtalmie. On a vu des propagations inflammatoires à la loge rétro-oculaire, à la capsule de Ténon.

Des méningites mortelles se sont déclarées soit spontanément, soit à la suite d'interventions chirurgicales.

4° Enfin, la panophtalmie diabétique nous montre que l'état général du malade est très mauvais et que les tissus ne se défendent que très mal. Aussi est-elle souvent un signe précurseur de suppurations et de gangrènes plus graves.

La panophtalmie est donc une affection très grave, puisqu'elle entraîne toujours la perte de l'organe de la vision et, dans quelques cas, heureusement rares, a été une cause de mort.

V. — TRAITEMENT

Indications générales. — Dans la panophtalı e chez les diabétiques, comme nous l'avons dit, il y a deux éléments : le terrain et l'infection. Il faut donc, dans le traitement de cette affection, fortifier le terrain, le mettre en état de résistance, autant que faire se peut; de plus, il faut lutter contre l'infection par des moyens médicaux et chirurgicaux. C'est dire, en somme :

Traitement général, traitement local, qui est soit médical, soit chirurgical.

Le traitement général est toujours indiqué.

Maintenant, dans le cas où l'œil sera simplement menacé, où le médecin jugera que l'affection peut rétrocéder, on se bornera à un traitement médical local ; ce n'est là que le traitement palliatif.

Mais si la panophtalmie est installée, si le malade a attendu la suppuration avant de se montrer, il faut recourir à l'intervention chirurgicale.

§ I. — Traitement local médical

La panophtalmie est à son début, peut-être pourra-t-on l'enrayer par des moyens médicaux. Ces moyens sont très

nombreux : on a fait des frictions d'onguent napolitain
sur les téguments péri-orbitaires ; on a appliqué d'une
façon permanente de la glace sur les paupières. On a songé
à enlever du sang au globe de l'œil : vésicatoires, sangsues, ventouses scarifiées, ont été appliqués sur les
tempes. Les purgatifs, le calomel, le tartre stibié,
n'ont pas été oubliés pour faire de la dérivation. Enfin,
pour apaiser les douleurs du malade, on donnait du sulfate
de quinine. Dire que ces médicaments ne produisent aucune
action, ce serait les juger sévèrement ; mais souvent, si les
signes locaux sont un peu amendés, c'est tout le résultat,
et l'affection n'en continue pas moins son cours. Cependant, il est juste d'ajouter que Galezousky et Hutchinson
citent chacun un cas de guérison par la méthode médicale.
Ce sont, nous le croyons bien, les deux seuls cas connus
de succès par ces moyens.

Maintenant, disons bien que nous ne voulons pas rejeter
systématiquement cette méthode, nous pensons plutôt
qu'elle peut dans certains cas venir en aide au traitement
chirurgical.

Il est d'autres moyens que l'on peut encore considérer
comme médicaux : les scarifications ont donné quelquefois de bons résultats. Pansier eut à se louer de la cauté-
risation ignée et des lavages au sublimé. Signalons aussi
les injections sous-conjonctivales de sublimé.

Mais si, malgré l'emploi de tous ses moyens, l'affection
résiste, nous faisons appel au traitement chirurgical.

§ II. — **Traitement chirurgical**

Et, tout d'abord, sera-t-il prudent d'intervenir, le bistouri à la main, dans une panophtalmie chez un diabétique? Au lieu de faire tomber les phénomènes inflammatoires et tarir la suppuration, n'allons-nous pas, au contraire, exalter les cultures microbiennes et les faire pulluler vers les tissus ambiants. Si, chez un diabétique avancé, on ouvre un phlegmon des membres, même antiseptiquement, la suppuration souvent s'éternise, et même le pus fuse au loin et reforme bientôt plus haut un nouveau phlegmon. D'autrefois, la gangrène fait son apparition. Oui, au niveau des membres on a pu observer ces complications, et, au point de vue de l'œil, nous pouvons dire que, des trois observations que nous avons en mains, nous ne constatons, dans un cas, ni gangrène, ni suppuration post-opératoires.

Donc on doit opérer, mais en prenant toutes les précautions voulues.

. . . .

Les opérations indiquées par tous les auteurs sont nombreuses ; comme Hugues, nous les résumons en quatre méthodes :

Larges incisions cornéennes, — énucléation, — exentération, — évidement.

Nous indiquerons chacun de ces procédés et nous insisterons surtout sur celui qu'il convient le mieux d'appliquer dans l'affection qui nous intéresse.

1° *Larges incisions cornéennes*. — Cette méthode était appliquée dans l'ophtalmie sympathique par Wardrop. Ce fut après lui que les chirurgiens l'employèrent dans la panophtalmie.

Dans ces derniers temps, Boé faisait une incision cruciale.

Une méthode à rapprocher de celle-ci, c'est le curage de l'œil de Chibret. Ce chirurgien détache la cornée inférieurement, déchire avec le couteau la capsule antérieure du cristallin et l'occlusion pupillaire, puis il lave l'intérieur de l'œil jusqu'à ce que l'eau en sorte limpide.

2° *Enucléation*. — C'est White Cooper qui, le premier, l'employa dans la panophtalmie. Bristol, quelque temps après lui, énucléait, dans un an, 22 yeux pour panophtalmie.

Valeur. — Cette opération est restée longtemps le seul traitement du phlegmon de l'œil. Ce fut De Graefe qui, ému par deux cas de mort à la suite d'énucléation, dit : « L'énucléation dans la période aiguë d'ophtalmie purulente avec exophtalmie est une mauvaise opération et elle doit être rejetée ».

Mais l'énucléation devait faire ses preuves avec l'antisepsie. Dès l'époque antiseptique, De Wecker pensait « qu'il fallait s'enhardir ». Et, en effet, c'est une opération rationnelle, puisqu'on supprime l'organe malade. Il est vrai qu'il y a une certaine répugnance pour le chirurgien à énucléer un œil que, quelques jours auparavant, il soignait d'une ophtalmie purulente ou qu'il opérait d'une cataracte.

Et puis, certains malades se refusent, eux aussi, à cette intervention. Nous verrons plus loin que cette opération a de grands inconvénients chez les diabétiques.

Principe. — Nous n'étudierons pas ici les diverses méthodes d'énucléation ; nous en donnons simplement le principe : on divise la conjonctive ; on glisse un crochet sous elle pour saisir chaque muscle droit puis on sectionne ces muscles ; on tire alors le globe de l'œil au dehors ; on l'incline sur sa face externe ; avec les ciseaux courbes, le nerf optique est coupé ; enfin, on divise près de la sclérotique les muscles obliques.

Après l'opération : «compression énergique, à la fois antiseptique et hémostatique ».

C'est grâce à cette compression que les énucléés n'éprouvent pas de douleurs (Truc).

3° *Exentération ou éviscération*. — Alfred Græfe la proposa en 1884. Il est vrai qu'en 1769, Guérin, de Lyon, pratiquait une opération qui se rapproche beaucoup de celle de Græfe ; mais, c'est bien Græfe qui en a formulé les règles et les indications.

Les procédés se sont multipliés depuis ; Abadie, Mavel, Fages, Mules ont donné chacun leur méthode modifiée.

Voici le principe de l'opération : on fait l'ablation circulaire de la cornée ; on extirpe les milieux et les membranes profondes de l'œil avec une curette.

4° *Evidement*. — « L'évidement, dit M. le professeur Truc (1), est une simple modification de l'éviscération de

---

(1) Truc, *Semaine médic.*, 1894.

Græfe et d'une ancienne opération de Guérin (de Lyon) ». Il est pratiqué à la clinique ophtalmologique de Montpellier, par M. le professeur Truc, depuis 1887.

Nous allons d'abord en décrire le manuel opératoire ; nous indiquerons les avantages de cette opération, en général, puis, dans la panophtalmie diabétique ; enfin, nous donnerons ses indications et contre-indications dans tous les cas.

a) *Manuel opératoire*. — L'anesthésie générale est inutile. M. Truc décrit ainsi les trois temps de l'opération :

Premier temps. — « L'œil anesthésié et fixé, les paupières écartées avec un couteau de De Græfe ou un bistouri, on ponctionne dans le diamètre horizontal, à quelques millimètres en arrière de la cornée, à travers la conjonctive ; on contreponctionne au point opposé et on sectionne d'arrière en avant ; puis, avec une pince et des ciseaux, en un ou deux coups, on enlève successivement chaque lambeau scléro-cornéen. C'est fait en un tour de main. L'hémorragie est faible et la douleur très supportable. »

2ᵉ Temps. — « Le curettage intra-oculaire se fait avec une curette quelconque, mousse ou tranchante, sans toucher les parois sclérolicales. Par un rapide mouvement de circumduction, on détache, on dissocie, on liquéfie les masses purulentes centrales et on les entraîne au dehors. Leur issue est assez facile, et si l'on évite de toucher les parois, à peu près indolores. »

3ᵉ Temps. — « Les lavages intra-oculaires sont détersifs et antiseptiques. On les pratique avec une seringue quelconque et de l'eau boriquée ou sublimée tiède. La canule est introduite dans l'œil sans toucher les parois et le liquide est poussé normalement. Les membranes dissociées, les filaments, le pus anfractueux, sont ainsi doucement expulsés. L'hémorragie est complètement arrêtée ; il n'existe pas de douleur notable.

Le pansement consiste en une légère pulvérisation d'iodoforme sur la plaie antérieure et en l'application de tampons d'ouate hydrophile trempés dans l'eau sublimée et maintenus par une bande de gaze peu serrée. On humecte fréquemment le tout avec la solution sublimée froide.

Les pansements consécutifs sont faits deux fois par jour. Après cocaïnisation, on irrigue doucement la cavité oculaire et on renouvelle les tampons.»

Aussitôt après l'opération, détente générale, les signes d'inflammation s'éteignent. Au bout de 8 à 15 jours, guérison complète.

b) *Avantages de cette opération en général.* — L'exécution en est très facile : c'est tout simplement l'ouverture d'un abcès. La douleur est minime.

Après l'opération, pas de réaction violente, pas d'élévation thermique, il y a guérison rapide. Enfin, au point de vue esthétique, le malade garde un moignon régulier, volumineux, très mobile pour la prothèse.

c) *Avantages de cette opération chez les diabétiques.* — Quand on doit opérer un diabétique, il faut éviter, si possible, l'anesthésie générale. On sait la mauvaise action du chloroforme sur le diabétique : il a une tendance à exciter chez lui tous les troubles nerveux. Or, nous savons que, pour l'exentération et l'énucléation, il faut anesthésier, car le malade ne supporterait pas les douleurs atroces de ces opérations.

De plus, l'énucléation est quelquefois cause de méningite. Chez le diabétique, elle le deviendrait à un plus haut degré.

Enfin, il faut épargner le diabétique peu résistant de la réaction violente post-opératoire de l'exentération.

Ainsi, il vaut mieux pratiquer l'évidement opératoire facile, peu douloureux, sans danger et ne nécessitant pas l'anesthésie générale.

d) *Indications et contre-indications en général et dans le diabète.* — 1° *Indications.* · Si la panophtalmie s'accompagne de signes méningitiques, l'évidement seul doit être pratiqué.

Quand, dans une panophtalmie primitive, l'infection se généralise, l'énucléation n'a pas de raison d'être, c'est à l'évidement qu'il faut avoir recours.

Enfin, s'il s'agit de panophtalmies secondaires, l'énucléation aurait pour but d'arrêter le pus ; or, chez un diabétique, par exemple, on enlève l'œil, mais alors la suppuration peut se faire autre part. Donc, mieux vaut s'en tenir à l'évidement.

2° *Contre-indications.* — L'affection est d'origine externe, le pus n'est que dans la chambre antérieure : ne pas évider.

La sclérotique s'est déchirée dans un traumatisme : mieux vaut ici énucléer.

Si on est en présence d'une panophtalmie ayant communiqué avec le tissu rétro-oculaire : encore énucléation.

Enfin, un œil est atteint de suppuration, l'œil congénère se sympathise : aussitôt énucléer.

§ III. — Traitement général

Comme il s'agit ici du traitement du diabète, nous serons bref.

Le diabétique doit suivre un régime alimentaire spécial : sobre d'aliments féculents, il doit s'abstenir d'aliments sucrés.

Qu'il boive du lait ; qu'il ne réprime pas sa soif : en buvant beaucoup, il évite la déshydratation de ses tissus et favorise l'élimination du glucose.

Alcalins, arsenic, sont indiqués.

Bains, douches, frictions, massage, exercices modérés, donnent de bons résultats.

Cependant, il ne faut pas appliquer le traitement trop sévèrement et d'emblée.

Mais au moment d'une panophtalmie, il faut être très rigoureux.

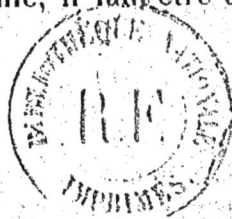

INDEX BIBLIOGRAPHIQUE

CONDOURIS. — Le diabète dans ses rapports avec les membranes externes de l'œil. — Thèse Paris, 1882.

DEMARQUAY. — Etudes sur le diabète. *Union médicale*, 1862-63, et *Gazette des hôpitaux*, 1866-67.

GALEZOUSKY. — Sur les affections oculaires glycosuriques. *Recueil d'ophtalmologie*, 1879.

GUTTMAN. — Contribution à l'étude des affections diabétiques de l'œil.

HIRSCHBERG. — Le diabète dans la pratique particulière. Analysé in *Recueil d'opht.*, 1886.

KWIATKOWSKI. — Etudes sur les affections oculaires diabétiques. — Thèse, Paris, 1879.

LAGRANGE. — Affections oculaires dans le diabète. *Archives d'opht.*, 1887.

LEUDET. — Du diabète sucré. Leçons cliniques, 1894.

MARCHAL DE CALVI — Recherches sur les accidents diabétiques. — Paris, 1864.

OFF. — Altération des membranes internes de l'œil dans le diabète et l'albuminurie. - Thèse Paris, 1870.

ROLLAND. — Troubles de la vision dans le diabète. *Recueil d'opht.*, 1887.

WICKERSEIMER. — Quelques cas de troubles visuels chez les diabétiques. Thèse Paris, 1874.

MARTIN (Victor). — Quelques manifestations oculaires du diabète. Thèse Montpellier, 1871.

HUGUES. — Traitement de la panophtalmie. Thèse Montpellier, 1896.

TRUC. — *Bulletin de la clinique ophtalmologique de Montpellier*, 1891.

TRUC et VALUDE. — Nouveaux éléments d'ophtalmologie.

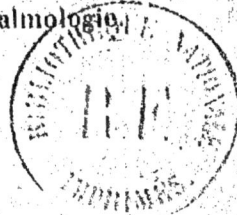

www.ingramcontent.com/pod-product-compliance
Lightning Source LLC
Chambersburg PA
CBHW071332200326
41520CB00013B/2947